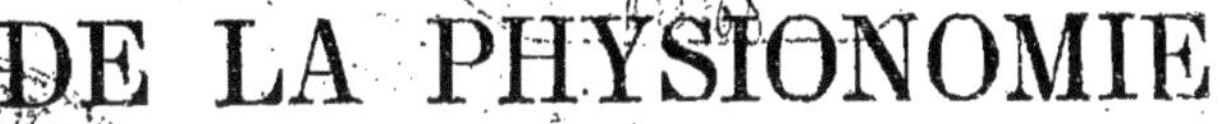

DE LA PHYSIONOMIE

D'APRÈS LAVATER.

I.

Le monde savant déplorait, il y a peu de temps, la mort prématurée de l'un des plus brillants professeurs de la Faculté des Sciences de Paris, Gratiolet, que beaucoup mettaient déjà au premier rang parmi nos physiologistes et naturalistes. Pour rendre un digne hommage à sa mémoire, ses amis ont publié une édition populaire de ses dernières leçons à la Sorbonne, sur la Physionomie. L'éloquence, le charme pénétrant, la diction pure et élevée de ces conférences avaient obtenu un immense succès dans le monde des Ecoles. Aussi, la publication de ces derniers travaux de Gratiollet fut-elle accueillie avec une grande faveur, et son écrit posthume rappela l'attention sur une étude qui, de tout temps, a préoccupé les savants, depuis Aristote, qui a publié un petit traité sur la Physionomie, jusqu'à Lavater, qui n'a pas craint de lui consacrer quatre énormes in-quarto.

D'après Gratiolet, l'étude de la physionomie est celle des modifications que les sensations, les sentiments et les idées impriment à la forme vivante, et ce qu'il appelle les mouvements d'expression, sont les éléments du langage spontané, universel, commun à l'homme et aux animaux. C'est donc chose intéressante de rechercher avec lui, avec les autres auteurs qui ont étudié cette question, quel lien

(1) GRATIOLET : *De la physionomie et des mouvements d'expression*, un vol. in 12.

secret unit les signes ou modifications de la physionomie et des gestes avec les choses signifiées, c'est-à-dire avec les idées ou les sentiments qu'ils manifestent.

Pour se diriger dans de telles recherches, il faut partir d'un principe qu'Aristote a exprimé le premier. « Ce qui est durable dans la forme, dit-il, exprime ce qui est fixe dans la nature de l'être. Ce qui est mobile ou fugace dans cette forme exprime ce qui dans cette nature est contingent et variable. » Nous appellerons physionomie ce qui est plus ou moins fixe dans le visage et le corps de l'homme, et nous donnerons le nom de mimique aux mouvements qui expriment les idées et les sentiments à un moment donné.

Cette distinction nous met à même d'apprécier ce qui est réellement original et ce qui est insuffisant dans l'ouvrage de Gratiolet. Tout ce qui a trait à la mimique ou aux mouvements qui expriment momentanément une impression intérieure, est traité d'une manière supérieure. Des observations faites avec une grande sagacité sont exposées dans un style charmant, dont voici un gracieux échantillon.

« Donnez à un petit chat un liquide savoureux et sucré, voyez le s'avancer lentement et flairer avec attention ; ses oreilles se redressent, ses yeux largement ouverts expriment le désir ; sa langue impatiente, léchant les lèvres, caresse et déguste d'avance l'objet désiré. Mais il s'est emparé du liquide embaumé....... L'objet n'est plus désiré, il est possédé; le sentiment que cet objet éveille s'empare de l'organisme entier. Le petit chat ferme alors les yeux, se considérant lui-même tout pénétré de plaisir. Il se ramasse sur lui-même, il fait le gros dos, il frémit voluptueusement...... Sa tête se retire doucement entre ses épaules : on sent qu'il cherche à oublier le monde. Il s'est fait odeur, il s'est fait saveur, il se renferme en lui-même avec une componction toute significative. »

Gratiolet expose aussi de main de maître la mimique ou les mouvements expressifs d'autres passions. Ainsi, il décrit l'homme qui médite profondément, la paupière abaissée, la tête inclinée et sa main appliquée au front, l'orgueilleux qui se rengorge et se redresse avec dignité, le trompeur qui regarde obliquement, le timide, l'impudent. Il analyse les expressions de la prière dans leurs évolutions successives. L'homme qui a un sentiment profond de sa faiblesse et de la grandeur de celui qu'il implore, se fait plus petit, se prosterne, s'anéantit : dans cet état d'abaissement, il élève ses yeux vers le ciel.

Gratiolet décrit agréablement le dégustateur d'une coupe remplie d'un vin généreux. Il nous explique que la pointe de la langue juge les saveurs excitantes, tandis que c'est surtout dans les parties postérieures de la bouche que sont perçues les saveurs suaves. Puis vient une comparaison des plus piquantes, entre le dégustateur d'un bon vin et un homme attentif à la lecture d'un passage, où le charme de l'expression est égal à la beauté des pensées. L'homme à l'esprit délicat lit lentement; de même le gourmet savoure sans se presser. Chez tous les deux, il y a analogie complète dans les mouvements expressifs. Le sentiment instinctif de cette analogie a fait dire depuis longtemps d'un homme qui lit de cette manière, c'est un homme de goût.

C'est en ceci que réside le mérite réel de l'ouvrage de Gratiolet. Il détermine par des observations précises, fondées sur les données de l'anatomie et de la physiologie, les règles qui président à la production et à l'enchaînement des mouvements dont se compose la mimique de l'homme et des animaux.

Mais la mimique n'est pas la physiognomonie. Et en ce qui concerne cette dernière science, qu'il confond trop souvent avec la première, l'ouvrage dont nous parlons nous semble présenter très-peu d'intérêt. Gratiolet s'étonne qu'on ait préféré, au siècle dernier, l'ouvrage de Lavater au mémoire de *Engel sur le geste et l'action théâtrale*.

Ce dernier traité peut avoir beaucoup d'utilité pour les acteurs. Mais pour les hommes du monde, l'ouvrage de Lavater écrit avec tant de candeur, d'honnêteté, avec des vues si originales et avec des dessins d'un choix si exquis, sera toujours bien autrement intéressant.

« Lavater, dit Gratiolet, n'a jamais eu de système. Doué d'une finesse et d'une sensibilité prodigieuses, une sorte de divination naturelle lui dicte ses jugements. Nous pourrions le comparer à un homme qui comprend et parle une langue sans en comprendre la grammaire. » Et qu'importe à celui qui écoute un homme qui lui dit des choses agréables et utiles que cet homme sache ou ignore la la science philologique. Que m'importe que Lavater ne puisse pas me donner la raison scientifique de ses observations sur la correspondance des modifications de notre âme avec les modifications de notre corps, si ces observations sont exactes et intéressantes.

Porta, dans son curieux ouvrage sur la physiognomonie dit : ma science est conjecturale, mais quoique conjecturale, comme la médecine, cette science n'est point à mépriser pourvu qu'on la prenne pour ce qu'elle vaut, pour étude philosophique, et qu'on en tire parti surtout pour mieux apprécier l'abîme qui sépare l'homme et les animaux, et qui n'en fait point usage pour juger témérairement ses semblables.

La lecture de l'ouvrage de Gratiolet nous a inspiré l'idée de relire Lavater. Qu'est-ce qui ne connaît pas le nom de cet homme qui acquit une si grande célébrité à la fin du dernier siècle, et dont les écrits sont tombés aujourd'hui dans un discrédit très-immérité selon nous? Combien peu ont lu son vaste *Traité sur l'art de connaître les hommes par la physionomie*. Et cependant, peu d'ouvrages présentent au même degré une profonde observation du cœur humain, et une plus grande quantité d'aperçus pleins de finesse, de remarques piquantes sur nos qualités comme sur nos vices et nos travers.

Nous voudrions, dans les pages suivantes, extraire ou plutôt résumer, en les assaisonnant au goût du jour, quelques-unes des vues principales de Lavater, espérant par là donner à quelques personnes la pensée de relire un livre qui tout au moins peut distraire très-agréablement.

II.

La physiognomonie est l'art de connaître l'intérieur de l'homme par son extérieur. Ne vient-il pas naturellemnt à l'esprit d'établir un certain rapport, une correspondance entre les diversités des traits de l'expression du visage et les variétés infinies que l'homme présente pour l'esprit et le cœur. N'est-on pas porté instinctivement à juger d'un homme par son extérieur? Si chacun voulait s'examiner avec soin, il serait surpris d'avoir jugé si fréquemment son semblable sans autre renseignement sur lui que sa figure ou ses manières. Un inconnu se présente à vous : voilà dites-vous, un homme dont les yeux n'annoncent rien de bon. Un domestique se présente chez une maîtresse de maison, qui le prend à son service à première vue : « Il a l'air si honnête, dit-elle. » Et c'est à cause de cette facilité trop grande avec laquelle nous jugeons notre prochain par son extérieur, qu'il y a tant d'hypocrites. On cherche à prendre les formes, l'air de l'homme de bien, de l'homme pieux, pour se faire passer pour tel.

Lavater, après avoir accumulé les textes de la Bible et les citations d'auteurs, pour prouver qu'il est permis et possible de connaître les hommes par l'étude de leur physionomie, s'étend avec une complaisance naïve et quelque peu plaisante sur les avantages de cette science Ce serait, en effet, une chose fort commode, si au lieu de choisir ses amis, sa femme, par la sympathie ou l'éloignement non raisonnés que nous inspirent certains visages et certaines manières, l'on avait des moyens scientifiques pour découvrir la signification des traits ou de l'air d'une personne, comme indice de ce qu'elle est intérieurement.

Mais Lavater a tort de croire qu'on pourra parvenir à appliquer scientifiquement, pour ainsi dire dans la vie quotidienne, la physiognomonie, qui restera toujours une science purement conjecturale, comme la médecine. Ce n'est que dans une autre existence que les cœurs seront à découvert et que chacun sera obligé de se montrer extérieurement tel qu'il est intérieurement. Dieu fait bien ce qu'il fait, et s'il permet que l'homme sur terre puisse être hypocrite et dissimulé, c'est pour que la liberté morale ne subisse pas la plus légère atteinte.

C'est donc chose prudente de laisser de côté toutes ces applications hasardées à notre conduite dans la vie ordinaire. Contentons-nous de chercher dans l'étude de cette science un moyen à ajouter à d'autres pour mieux connaître, et par suite pour mieux aimer ceux avec lesquels nous vivons. N'est-ce pas pour nous un devoir et le grand charme de l'existence que cette recherche continuelle de toutes les qualités, perfections, agréments intérieurs et extérieurs existant chez nos parents, amis et concitoyens.

« Quoi, s'écrie Lavater, répondant à ceux qui prétendent que l'homme ne gagne pas à être connu, une connaissance plus approfondie de l'homme ne nous engagerait pas à l'aimer d'avantage. Nous apercevons dans tous les êtres de la nature mille traces de la sagesse et de la bonté divines, et l'homme seul ferait exception, l'homme qui a été créé à l'image de Dieu. »

Nous pensons avec Lavater que le mépris de beaucoup d'observateurs pour leurs semblables tient le plus souvent à ce qu'ils n'en ont qu'une connaissance imparfaite, superficielle. Le mal crève les yeux, tandis que le bien est presque toujours caché. L'homme de bien, vraiment digne de ce nom, ne doit-il pas cacher avec grand soin son désintéressement, ses sacrifices. — Il faut donc une profonde recherche et une connaissance intime du cœur et de l'esprit humain, pour découvrir tout ce qui honore l'humanité.

Les perles fines ne viennent à la lumière qu'après de grands efforts de la part des plongeurs, tandis que les coquillages vulgaires étalent sur le rivage, aux yeux de tous, leurs écailles souvent éclatantes, mais vides de tout trésor

La physiognomonie peut nous fournir les moyens de mieux découvrir chez nos semblables ce qui est bien et beau. Réduite à ce résultat, elle n'aura jamais beaucoup de sectateurs. Ce serait bien différent, s'il nous était permis de nous autoriser de ses enseignements, pour juger et signaler le mal, le ridicule chez les autres. « Si cette science vient à être adoptée et pratiquée généralement, disait spirituellement Lichtenberger, l'auteur d'un pamphlet très-mordant contre Lavater, on pendra les enfants bien longtemps avant qu'ils puissent faire aucun tour pendable. » Cette science, en effet, entre les mains des méchants ou des ignorants ne serait guère que l'art de juger son semblable sur des signes équivoques, et ne servirait qu'à développer la fureur d'épier, de censurer les défauts d'autrui, et de condamner son semblable.

La physiognomonie est et restera toujours dans la sphère du sentiment plutôt que dans celle de la science. Jamais on ne déterminera certaines lois fixes dont l'application puisse donner la connaissance exacte de l'intérieur de ceux que l'on observe. On peut comparer cette science à la peinture, à la musique : un maître peut bien enseigner certaines règles, la partie technique de ces arts, mais il ne peut donner le sentiment du dessin, de la couleur, le sens musical à ceux qui n'ont pas ces dispositions innées. L'étude ne peut donner ces aptitudes : elle ne peut que les développer. De même aucune étude ne peut suppléer à l'absence de ce don particulier inné, ce sentiment intérieur qu'on appele le tact physionomique, qui n'existera jamais que chez un petit nombre de personnes. Et ces personnes même agiront prudemment en ne se fiant pas trop à la certitude de leurs impressions.

Il est certain que les hommes d'affaires, les chefs d'administration, d'armées, qui sont souvent forcés de juger à première vue les hommes qu'ils ont à manier, tirent souvent un parti utile de la première impression que cause la vue d'un homme, et du jugement comme involontaire qui en est le résultat. Ce tact particulier peut, même chez quelques-uns, acquérir une délicatesse et une sûreté extrêmes. Certains médecins, à la simple inspection de la face d'un malade, portent un diagnostic aussi sûr que d'autres après un mûr examen de tous les symptômes de la maladie. De même certaines personnes jugent très-bien un homme à première vue, avant d'avoir examiné ses actes ou ses paroles. Cependant ceux-là seront bien imprudents qui s'en rapporteront uniquement à cette première impression, qu'il faut prendre simplement comme un renseignement utile, mais insuffisant. Lavater disait s'être toujours repenti d'avoir négligé les indications données par cette inspiration, cette impression, qu'il éprouvait avant toute réflexion, la première fois qu'il rencontrait une personne. Mais combien peu de personnes ont ce tact particulier qu'il prétendait avoir : aussi n'y aura-t-il jamais qu'un petit nombre de bons physionomistes, comme il n'y a que très-peu de bons peintres et de bons chanteurs.

Cependant les difficultés que présente cette science ne doivent pas empêcher de la cultiver. Combien seront doucement récompensés ceux qui se livreront à cette étude avec persévérance, lorsqu'ils auront, par leurs efforts, trouvé les moyens de découvrir et de signaler chez les autres les qualités intérieures méconnues par des esprits prévenus ou indifférents.

C'est ce qui rendra toujours l'étude de la physionomie chère aux hommes bienveillants comme l'était Lavater, au dire de tous ses contemporains. Le jeune homme qui aime ne trouve-t-il pas un plaisir toujours nouveau à contempler les traits de celle qui est l'objet de son affection? Ces traits, par la mobilité de la physionomie, ne sont-ils pas comme une révélation continuelle des sentiments les plus intimes. Ce teint si frais qui se couvre à la moindre parole un peu tendre d'un rouge purpurin, n'est-il pas le signe certain de la chasteté et de la pudeur? Ces yeux limpides n'indiquent-ils pas la sincérité et la candeur, la pureté du front, l'aptitude à recevoir les instructions d'un mari honnête et intelligent, les contours délicats du nez, la finesse du goût? La forme des lèvres, le son de la voix, la suavité du regard n'expriment-ils pas aussi la bonté, la tendresse, la modestie.

Pourquoi cette observation du visage si agréable, si utile à celui qui aime, ne serait-elle par aussi utile au philosophe, au moraliste qui se plaît à découvrir chez les hommes de tout âge, de toute condition, les sentiments et les pensées qui honorent l'humanité.

III.

Lavater expose longuement, dans son ouvrage, la méthode à suivre, pour développer en soi-même le tact physionomique. Il faut chercher à observer des personnes de toute condition, de tout âge, faire des collections de portraits, et commencer par l'examen de visages dont le caractère ne peut pas être équivoque, comme celui d'un penseur profond ou d'un imbécile; ne pas vouloir juger toutes les figures qui se présentent, s'estimer heureux si on en peut bien comprendre une sur cent, et observer la physionomie dans certains moments décisifs, lorsqu'un événement ou une rencontre imprévue fait tomber tous les masques sous lesquels la plupart des hommes cachent leur véritable caractère. En observant ainsi l'explosion des passions violentes, la colère, l'envie, l'amour, on parviendra à déterminer avec exactitude le trait dominant de chaque genre de physionomie.

Il est plus facile d'étudier une physionomie par le profil

que par la face qui se prête le plus à la dissimulation, et dont les contours sont moins précis, remarque essentielle qui est trop oubliée par les photographes. Il faut donc d'abord s'occuper des silhouettes, et apprendre à diviser la tête dont on s'occupe par des lignes idéales, dirigées en divers sens, pour se rendre compte de la forme générale du visage. Camper détermine ce qu'il appelle l'angle facial par l'entre-croisement de deux lignes, dont l'une, horizontale, passe par les incisives et le trou de l'oreille, et dont l'autre va des incisives supérieures au point le plus élevé du front. Plus l'angle formé par ces deux lignes est ouvert, plus l'animal ou l'homme est élevé dans l'échelle des êtres. Portez en avant la ligne qui va de haut en bas, vous avez une tête d'Apollon, la tête de Napoléon, faites la pencher en arrière, vous avez une tête de nègre, inclinez-la encore d'avantage, vous avez la tête du singe, puis des carnassiers, des oiseaux, et enfin celle de la grenouille. Règle générale qui ne souffre que peu d'exceptions: le développement moral intellectuel de chaque race d'hommes, de chaque individu est d'autant plus grand que le front est plus droit et la mâchoire moins saillante.

Ce que Camper a fait pour l'angle facial, Lavater le fit pour toutes les parties du visage, par des coupes très-variées, dont l'étude est nécessaire, et exige le secours des planches nombreuses de son ouvrage.

Lavater divise le visage en trois parties : la 1re s'étend du haut du front aux sourcils. La 2e, des sourcils à la base du nez. La 3e, de la base du nez, jusqu'au menton. Plus il y a de symétrie dans ces trois parties, plus on peut compter sur la justesse de l'esprit et la bonne disposition du caractère. On peut dire qu'en général le front est le siège de l'intelligence, que l'œil par le regard, le nez et les joues par le sourire expriment les sentiments, et que la vie purement animale se traduit surtout dans la bouche et le menton : mais ces parties peuvent aussi exprimer les sentiments élevés. Ce qu'il faut donc observer avant tout, c'est l'ensemble de la tête : plus elle est régulière, plus elle indique une bonne organisation morale. Trop grosse ou trop petite, elle indique de la faiblesse dans l'esprit ou la pauvreté dans les sentiments. Se terminant en pointe elle est un signe de stupidité. La tête la mieux organisée est celle dont la longueur est à peu près égale à sa largeur, et qui se recourbe doucement vers le haut du front.

Les parties solides de la tête donnent la mesure de la force virtuelle du cœur et de l'intelligence d'un homme, et les parties mobiles indiquent l'usage qu'il fait ordinairement de ces forces morales.

De toutes les parties du visage, l'une des plus caractéristiques est le front. L'on a beaucoup dit que les Anciens regardaient la petitesse de cette partie de la figure comme l'un des caractères de la beauté. Cela n'est pas exact : les artistes ne donnaient un front bas, étroit, qu'à leurs statues d'athlètes ou de déesses présidant aux plaisirs des sens. Mais ils donnaient un front immense à Jupiter Olympien et à Minerve, symbole de l'intelligence divine. Dans tous leurs bustes de grands hommes, cette partie du visage est plutôt exagérée.

Toutes choses égales d'ailleurs, un grand front et un cerveau développé annoncent plus d'intelligence qu'un front court. Mais de même que dans une petite chambre bien rangée, on est souvent logé plus commodément que dans un appartement spacieux, mais mal ordonné, de même un homme avec un petit front peut surpasser en pénétration et en jugement certains hommes ayant un front très-large.

Entre deux grands fronts, on distinguera celui d'un homme médiocre à l'absence d'inflexion dans la courbe qu'il décrit, tandis que le front d'un homme ayant une intelligence supérieure, présente ce que les artistes appellent beaucoup de modelé. De même un nez présentant une ligne droite, sans ondulation, ne sera jamais celui d'un homme ayant un esprit distingué. Les fronts penchés en arrière, comme chez la plupart des femmes, annoncent la prédominance de la sensibilité.

Lavater observe que tous les fronts des grands hommes de l'Angleterre sont remarquablement beaux dans leur partie supérieure, tandis que les hommes célèbres en France présentent surtout comme trait caractéristique de très-beaux nez.

Rien de plus rare qu'un beau nez. *Non cuique datum est habere nasum.* On peut voir dans Lavater des collections de nez de toutes formes imaginables, avec des commentaires sans fin sur ces nez. Les hommes dont le nez penche extrêmement vers la bouche ne sont jamais ni vraiment bons ni vraiment gais. Un nez dont l'épine est très-large annonce souvent des facultés remarquables.

Les yeux sont la porte de l'âme, a dit Herder, et le moyen le plus puissant dont l'homme dispose pour exprimer ses sentiments et pensées : il faut d'abord observer dans l'œil sa forme. Vinkelmann en a donné l'exemple en remarquant que ce qui caractérise chez la Vénus antique cette grâce et langueur voluptueuses, que les Grecs désignaient par un mot particulier, était un œil petit, dont la paupière supérieure est tirée en haut.

C'est le regard surtout qui doit être étudié. Mais où trouver des termes suffisants pour exprimer les variétés infinies que présente l'expression des yeux. Ce qui nous a toujours paru être le trait le plus caractéristique dans l'extérieur de personnes vraiment éminentes, c'est ce regard lumineux, profond, que nous sentons pour ainsi dire pénétrer dans notre intérieur, et dont l'expression réunit finesse et douceur, vivacité et énergie. Certaines personnes ont quelquefois dans le regard une telle suavité, que peu de plaisirs sont comparables à celui que l'on éprouve en étant sous ce regard.

D'autres personnes au contraire ont des yeux tels qu'ils suffisent pour que l'on s'éloigne d'elles, souvent avec horreur. On demandait à Merlin de Thionville comment il avait pu condamner Robespierre : il réfléchit un instant, puis, tout d'un coup : « Oh! dit-il, si vous aviez vu son œil vert, vous l'auriez condamné comme moi. »

D'après Lavater, l'un des meilleurs indices de la probité, de la droiture, est une certaine clarté dans les yeux, avec un front ouvert, et l'harmonie entre les mouvements des yeux et de la bouche, entre le regard et le sourire.

Une bouche aux lignes délicates et pures est l'une des meilleures recommandations en faveur d'une physionomie. Certaines bouches sont éloquentes jusque dans leur silence. « Ne vous prévenez jamais, dit Lavater, contre un homme qui parlant ou se taisant, conserve une bouche gracieuse. » Regardez au front, au crâne, pour voir ce qu'un homme est naturellement, et observez la bouche, la face dans l'état de repos, dans le sommeil surtout, pour voir ce que cet homme est devenu dans le combat de la vie.

Observez aussi le sourire comme indiquant les sentiments d'un homme vis-à-vis de son prochain. Vous verrez chez les uns, dans le sourire le plus fin, comme dans le rire le plus éclatant, la bouche ne trahir jamais le moindre mépris ni dédain pour autrui, tandis qu'un pli particulier qui fait le rire sardonique, signe rarement méconnaissable par un œil exercé, trahit la joie intime causée chez certains hommes par la vue des disgrâces de leurs semblables. Etudiez avec soin les lignes formées par la fente de la bouche, c'est l'un des chiffres les plus importants du grand alphabet des physionomies. Les lèvres charnues ont à combattre la sensualité. La lèvre supérieure débordant un peu est une marque distinctive de la bonté. Chez les gens irritables, au contraire, vous verrez la lèvre inférieure dépasser la supérieure. La lèvre inférieure se creusant au milieu annonce un esprit enjoué, sarcastique. Ce signe est frappant sur la lèvre malicieuse de Voltaire. Ces règles souffrent de nombreuses exceptions.

La voix a aussi sa physionomie. Certaines femmes ont une voix d'un timbre si pénétrant, que sa douce séduction suffit souvent pour inspirer les sentiments les plus tendres. Ceux qui avaient entendu la voix de Charlotte Corday, parlaient encore du son de sa voix, dix ans après sa mort, comme d'une harmonie étrange, ineffaçable.

Lavater étudie aussi le partie inférieure du visage. Un menton mou, charnu, à deux étages est le signe bien connu de la gourmandise. Un menton en recul si commun chez les femmes, indique un caractère faible. Un menton en galoche coïncide souvent chez elles avec un vice de conformation dans le bassin, et un menton saillant, comme chez Henri IV, est presque toujours le signe d'un caractère ferme et prudent.

Lavater ne négligea pas non plus l'observation des autres parties du corps. Etant un jour à une fenêtre avec Zimmermann, il vit passer un officier et porta sur lui un jugement décisif, quoique sans le connaître. Zimmermann qui le connaissait, frappé de la justesse du jugement, lui demanda sur quoi il était fondé : « Sur la tournure du cou, répondit-il, c'est un des signes qui trompent le moins un œil observateur.

Les mains peuvent aussi fournir de précieux renseignements. Jamais vous ne verrez chez la même personne des doigts longs, effilés et un caractère grossier. Les grands peintres ont toujours peint les mains avec le plus grand soin, et leur ont donné une puissance d'expression en harmonie avec les traits de chacune de leurs créations.

L'attitude, la démarche sont aussi très-significatives, surtout chez un homme qui se croit seul. On connaît la grâce, la dignité de certaines personnes. *Incessu patuit dea*. Les Anciens regardaient un mouvement mesuré du corps comme l'indice d'une âme généreuse.

IV.

Après avoir examiné les diverses parties de la figure humaine, Lavater considère le visage dans son ensemble. Il analyse une série de portraits présentant les types les plus divers de physionomies religieuses, intellectuelles, sensuelles, viriles, féminines, maladives, etc.

La religion est la foi à la réalité d'un monde invisible à nos sens naturels, la certitude de l'existence d'un être, dont la souveraine sagesse a tout créé et gouverne tout, et que nous devons vénérer et aimer tendrement pour les biens dont il nous comble.

Certains visages doivent nécessairement présenter une empreinte plus forte de cette foi aux choses invisibles, aussi ferme chez quelques-uns que le sentiment de leur propre existence, et certains traits doivent manifester au dehors ces sentiments si vifs si puissants qui élèvent le cœur de l'homme vers la divinité.

Les sentiments religieux qui presque seuls nous distinguent des animaux ennoblissent la physionomie humaine. Young a dit qu'il ne pouvait se figurer d'aspect plus divin, que celui d'une belle femme à genoux, qui ne se croit point aperçue et dont le visage respire l'innocence et l'humilité. Quoi de plus beau également que la tête de certains vieillards sur le point de mourir, présentant cette expression sereine que donne une espérance invincible, l'avant-goût pour ainsi dire des félicités de notre existence éternellé. Le célèbre tableau, la communion de Saint-Jérôme, présente à un haut degré ce genre de beauté propre au visage de quelques hommes au moment de leur mort.

Lavater, passant en revue les physionomies de plusieurs hommes connus par leur ferveur religieuse, les distingue en trois classes : 1° les figures austères, rudes, comme celle que les artistes donnent ordinairement à St-Pierre. Cette conformation rend peu attrayante la figure de certains hommes qui s'occupent de la foi plus que des œuvres comme celle de Calvin. 2° Les figures douces, gracieuses, un peu féminines, conformes au type de Saint-Jean dans les vieilles peintures. On aime à se représenter sous ce type ceux qui mettent la charité et les bonnes œuvres avant les préoccupations dogmatiques. On pourrait donner pour exemple la figure de Saint-François-de-Sales, d'une expression si suave, mais qui dégénère un peu en afféterie, dans beaucoup de portraits de lui. 3° Les figures présentant le mélange des deux premiers types.

Lavater ne pouvait manquer de s'occuper des physionomies de Jésuites, qui ont un cachet à part entre toutes les figures dévotes. Les yeux des Jésuites sont passés en proverbe. Rien de plus piquant que la série d'excellents portraits de Jésuites qu'il étudie sans trop de malveillance. Parmi les têtes de Saints, il met au-dessus de toutes les autres celle de Saint-Charles Borromée.

Lavater termine ses études sur les physionomies religieuses par quelques considérations sur la figure du Christ, ou du Dieu-Homme.

Il y a dans l'esprit humain une tendance invincible à représenter Dieu sous une forme humaine. Ce besoin de notre esprit, de notre cœur, qui nous porte à personnifier, à incarner pour ainsi dire les perfections divines, pour pouvoir mieux les comprendre et les aimer, s'est manifesté chez les Gentils anciens et modernes par la création des mythes ou personnifications des forces de la nature ou plutôt des attributs divins. Chez les Chrétiens de l'Eglise primitive, l'adoration ne fut plus dirigée vers ces divinités, créations de l'imagination humaine, mais vers celui en qui, suivant l'expression de l'Apôtre des Gentils, réside corporellement toute la plénitude de la divinité. On sait combien est fréquente dans les Catacombes l'image du Christ, surtout sous la forme du Bon-Pasteur.

Lavater donne la reproduction d'un portrait du Christ qui passe pour le plus ancien. Les traits principaux de ce portrait, qui porte le caractère distinctif de la race juive, se retrouvent dans toutes les images du Christ, qu'on donne pour authentiques. D'après Lavater, il ne faudrait pas trop mépriser ces vieilles images. Les Apôtres et leurs disciples, dans un siècle où la culture des arts était si générale, ont dû chercher à conserver la figure de leur maître, et ont pu nous la transmettre plus ou moins exacte. Lavater signale entre autres deux de ces très-anciennes images du Christ, qui sont bien supérieures à celles qui ont cours ordinairement. Ces deux têtes réunissent un caractère de grandeur et d'énergie à l'expression gracieuse d'une bonté qui inspire la confiance. Ces têtes sont de plus remplies de naturel.

Lavater remarque que parmi les têtes des divinités antiques, les Jupiter et les Apollon les plus célèbres, il n'en existe aucune dont on puisse dire ce qui convient à la figure du Christ : *In una sede morantur majestas et amor.* Parmi les figures idéales du Christ, il signale comme les meilleures celles de *la Transfiguration* de Raphaël, et la *Cène* de Léonard de Vinci.

Ceux qui pensent que les images religieuses sont utiles pour fixer nos idées sur l'objet de nos adorations, et pour exciter notre âme à la prière, ne doivent pas regarder comme sans importance ces considérations sur la figure du Christ. L'usage qu'on a fait de cette figure depuis les premiers temps de l'Eglise chrétienne confirme notre dire.

Ce serait chose intéressante aussi d'étudier l'influence des images de Saints sur le développement des sentiments religieux surtout chez les simples. On ne peut nier que la foi naïve du moyen-âge ne reposât pour une bonne part sur la dévotion à la figure de *Notre-Dame* et de l'*Enfant Jésus*. Mais nous reculons devant un sujet aussi délicat.

Résumons brièvement en les modifiant les considérations de Lavater sur la physionomie chez les femmes.

L'homme pense et la femme sent. La force de l'un consiste dans la réflexion. L'empire de la femme repose uniquement sur l'amour qu'elle éprouve ou qu'elle inspire. Son empire est plus solidement établi que celui de l'homme, à moins qu'elle ne veuille empiéter sur le domaine masculin. Ainsi les femmes savantes qui sortent de la sphère qui est propre à leur sexe, compromettent leur influence et inspirent même le plus souvent une véritable répulsion. Ce que l'homme aime chez la femme, c'est la délicatesse des sentiments, la sensibilité, la tendresse, qui se traduisent sur le visage féminin par des traits particuliers. Comparez la tête de la femme la plus intelligente, la plus instruite, à celle d'un homme même ordinaire, vous verrez que ce qui caractérise la tête féminine est le peu de hauteur du front qui se renverse en arrière, et le développement des parties supérieures et postérieures de la tête. Il y a aussi dans la partie inférieure de la face une tendance à se retirer en arrière comme le front, disposition qui donne à l'expression plus de douceur et moins d'énergie : il faut se méfier des femmes ayant une coupe de visage tout-à-fait opposée à celle-là. Ces femmes seront certainement peu disposées à se soumettre à l'autorité de l'homme, à la toute puissance de la barbe.

L'observation physionomique des visages féminins est l'un des plaisirs les plus délicats de la vie de l'homme.

Beaucoup d'hommes, très-versés dans la science du monde, prétendent que rarement les très-belles personnes sont des femmes de grand mérite. *En grand beauté ne gît pas grand loyauté*, disait-on au moyen-âge. Il estdifficile en effet d'être très-belle, sans être plus ou moins coquette, sans être l'objet de flatteries, qui peu à peu donnent à la femme l'habitude de s'occuper d'elle-même au lieu de s'occuper des autres, de s'aimer elle-même au lieu d'aimer son mari et ses enfants.

Cependant il ne faut point dire du mal d'aucun don de Dieu et particulièrement de celui de la beauté. Seulement il faut distinguer entre les divers genres de beauté et préférer celle qui semble s'ignorer elle-même et qui porte l'expression de sentiments élevés.

Il ne faut pas croire que la véritable beauté, qui n'est que la forme d'une belle âme, soit accessible, intelligible à chacun. On peut presque dire que la vraie beauté ne se révèle qu'à celui qui est digne de la connaître et de l'aimer.

Lavater s'occupe aussi de la physionomie chez les malades (1) et chez les morts et mourants.

Toutes les fois, dit-il, que j'ai vu des morts, j'ai observé qu'aprés 16 ou 24 heures, quelquefois plus tôt, le dessin de la physionomie prend plus de relief, les traits plus d'harmonie, le visage enfin devient beaucoup plus beau que pendant la vie. On a aussi observé que chez quelques mourants, dont la figure pendant la vie ne présentait rien que de très-vulgaire, les traits prenaient peu de temps avant la mort un caractère tout particulier de noblesse.

Cette expression plus belle, plus noble de la face de l'homme, à son lit de mort, ne viendrait-elle point des sentiments nouveaux qu'éprouve l'âme au moment où elle aperçoit les premiers rayons de l'aurore de son existence céleste, ce qui a lieu, dit-on, pour quelques âmes plus pures que les autres, avant qu'elles ne soient complètement détachées de leur enveloppe terrestre.

V.

Somme toute, que faut-il penser du livre de Lavater?

(1) Le docteur Cabuchet, père de M. Cabuchet, sculpteur, a publié dans le journal de la Société d'émulation de l'Ain, une excellente dissertation, *Sur l'expression de la face dans l'état de santé et de maladie.*

C'est d'abord l'un des meilleurs livres de morale, rempli d'observations intéressantes, utiles, sur les hommes de toute condition, et animé d'un esprit vraiment chrétien. La biographie de Lavater montre qu'il eut une existence noblement remplie et terminée par une belle mort. Il fut tué en soignant les blessés, le soir de la bataille de Zurich. Extrêmement recherché par la meilleure société de son temps, il savait donner à tout ce qu'il disait ou écrivait une expression sentimentale qui lui donnait, sur les femmes surtout, un grand ascendant. Son caractère sympathique se reflète dans son livre et lui donne un attrait particulier pour les âmes tendres : ainsi, sans adopter le système de Lavater, on peut trouver dans son ouvrage une lecture agréable et utile.

Quant à la valeur scientifique de ses observations physiognomoniques il faut se rappeler qu'il a ouvert la voie, pour ainsi dire, et qu'aucune science ne se construit sans beaucoup d'essais infructueux. Avant d'arriver à la Chimie moderne, on s'est livré pendant longtemps aux vaines recherches de l'Alchimie. Il y a certainement de très-graves objections à faire contre la physiognomonie, mais un esprit vraiment philosophique considère surtout les faits positifs en faveur d'une découverte. Les petits esprits concentrent au contraire leur attention sur les preuves négatives. Lavater, par ses observations, est arrivé à poser quelques principes assez solides. Certainement il s'exagéra le degré de certitude auquel il était arrivé, et il tomba en de graves erreurs dans la pratique. Cependant, d'après ses contemporains, ses jugements physiognomoniques étaient ordinairement d'une merveilleuse exactitude.

Sur un simple profil de Mirabeau, il fit de cet homme extraordinaire un portrait saisissant de vérité. Ses premières impressions avaient surtout une grande justesse. Un seigneur suédois, de l'air le plus imposant, vint visiter Lavater qui, en le voyant entrer, eut tout d'abord contre lui une grande prévention qu'il se reprochait après avoir causé avec lui ; mais sa première impression ne l'avait point trompé. C'était un des assassins de Gustave III. Lavater porta un jour le jugement le plus sévère sur un jeune homme de la figure la plus intéressante, reçu dans la meilleure société : ce jeune homme fut plus tard voleur et assassin. Il prédit au moment de son mariage les désordres hideux d'une jeune femme de la plus haute société et d'une admirable beauté. On citait de lui beaucoup de faits de ce genre.

Peu de personnes peuvent espérer d'arriver à pénétrer ainsi dans l'intérieur de leurs semblables. Mais avec quelque attention, on peut trouver du charme et de l'utilité dans les études physiognomoniques, surtout si l'on s'impose pour règle inflexible de chercher chez les autres le bien plutôt que le mal. Cette observation de tous les détails de la figure humaine développe, chez ceux qui s'y livrent, cet heureux coup-d'œil qui saisit et comprend les beautés de la nature et de l'art. Cette étude peut ainsi devenir une source de plaisirs purs et délicats, et développe en nous de bons sentiments, en nous faisant trouver un certain charme et agrément dans des physionomies généralement regardées comme peu dignes d'attention, par exemple des figures de personnes âgées placées dans une humble condition.

Tout le monde recherche et contemple avec plaisir la personne ou l'image des grands hommes. Celui qui sera versé dans les études physiognomoniques saura mieux qu'un autre apprécier ce qui distingue ces figures exceptionnelles : mais les hommes vraiment supérieurs sont rares en tout temps et tout pays, et nous devons surtout chercher à étudier et à goûter les physionomies comme les qualités intérieures des gens simples et de condition modeste avec lesquels la plupart des hommes sont appelés à vivre. Cette heureuse disposition sera développée en nous par la mise en pratique des principes exposés par Lavater.

Tout en se complaisant dans l'observation des hommes qui honorent le plus l'humanité, il met peut-être plus de soin encore à découvrir sous la dureté des traits et la vulgarité des formes de l'homme ou de la femme du peuple, la prudence, le jugement, la tendresse et la noblesse du cœur.

L'homme créé à l'image de Dieu a beau avilir par un mauvais emploi de sa liberté et de sa raison, la dignité de la nature humaine, il ne peut cesser d'être homme, c'est-à-dire la ressemblance du type éternel et immuable de toute beauté et de toute perfection. Les traces de l'image divine sont visibles chez tous les hommes, et quel plaisir plus élevé pouvons-nous goûter qu'en cherchant et découvrant chez nos semblables les vestiges impérissables, quoiqu'obscurcis chez un grand nombre de la glorieuse origine de l'humanité. « Je ne saurais décrire, dit Lavater, le plaisir que j'éprouve, lorsqu'au milieu d'une foule de gens inconnus, j'en découvre qui portent sur leur front le signe de l'approbation divine. »

L'étude attentive de son livre apprendra à comprendre cette langue que parlent les physionomies, la plus belle, la moins arbitraire, la plus énergique des langues. Pour celui qui saura la comprendre, combien les relations du monde, les voyages deviendront plus intéressants, dût-on ne comprendre qu'un visage sur vingt, sur cent. Combien surtout seront intéressantes et utiles les observations sur les têtes d'enfants de toute condition. Et quelle satisfaction lorsqu'on découvre chez eux le germe des plus nobles sentiments, et le rudiment de la figure d'un homme de bien.

En nous mettant à même de mieux apprécier les beautés de la figure humaine et la signification profonde des moindres traits du visage, la physiognomonie augmente certainement beaucoup le bonheur que nous trouvons dans la société de nos semblables.

La découverte de la photographie semble arriver à point pour donner à tous le moyen d'avoir des collections des meilleurs portraits.

Enfin, en cherchant à analyser à dessein les caractères distinctifs de la physionomie humaine, l'on cultive en soi la faculté d'observer l'esprit, le cœur et les mœurs des hommes, et le don d'exprimer le résultat de ces recherches.

VI.

L'ouvrage de Lavater se termine par l'exposition des recherches des physiognomonistes qui l'ont précédé. Ce qui nous a le plus frappé c'est la série de gravures où le Napolitain Porta a mis en regard les têtes de divers animaux et les têtes d'hommes qui leur ressemblent. Ce rapprochement fait ressortir les rapports qui existent entre certaines physionomies humaines et les faces de lion, de bœuf, de singe, d'âne, de renard. Cette ressemblance est quelquefois effrayante. Les vices de l'homme impriment évidemment sur son visage le caractère de la bestialité. C'est peut-être là le vrai sens du mythe fameux de la métamorphose des compagnons d'Ulysse.

Les études physiognomoniques fournissent donc à l'homme de nouveaux motifs pour fuir le mal et pratiquer le bien. « Que l'homme reconnaisse, dit Lavater, que Dieu attache au vice la difformité, et qu'il revêt la vertu d'un charme indicible. » Le père d'un jeune homme qui prenait congé de lui pour commencer de longs voyages lui dit: « Tout ce que je te demande, mon fils, c'est que tu me rapportes le même visage. » Une heureuse physionomie est un avantage précieux. Il suffit à certaines personnes de paraître dans le monde pour gagner tous les cœurs, et certaines physionomies, au contraire, repoussent tellement, qu'il faut beaucoup de bienveillance pour vaincre la répugnance qu'elles inspirent

Le meilleur moyen d'embellir notre visage, c'est d'ennoblir notre cœur, et de développer ou orner notre esprit. Car, il y a certainement un rapport de cause à effet entre la beauté morale et la beauté physique. L'homme par son travail intérieur peut modifier profondément en bien comme en mal sa physionomie, qui porte le reflet de tous ses progrès comme de toutes ses chûtes

Tâchons donc d'améliorer notre cœur, d'avoir des pensées plus justes, plus élevées, et nous embellirons non seulement l'expression mais encore la forme de notre visage. Chacun des mouvements de notre âme a son contrecoup sur notre face et la répétition de ces mouvemets à la longue produira sur nos traits une impression durable ; un sourire gracieux mille fois répété finira par former sur le visage un beau trait qui restera.

Chaque homme par ses efforts sur lui-même peut modifier profondément les penchants qu'il a apportés en naissant, et par suite la physionomie qu'il a reçue de ses pères.

Un physiognomoniste examina un jour la tête de Socrate qu'il ne connaissait point et déclara reconnaître chez lui les indices de tous les vices les plus grossiers. Ses disciples éclatèrent de rire, mais Socrate leur dit que cet homme l'avait bien jugé, qu'en effet il était naturellement enclin à tous les vices, mais qu'il avait réprimé sa nature mauvaise par le travail de toute sa vie.

Socrate se comparait lui-même à ces têtes hideuses de Silène qui intérieurement renfermait une belle tête d'Apollon ou de Minerve : « O divinités, s'écriait-il dans sa prison, accordez-moi la beauté intérieure. »

On peut donc dire qu'il y a chez quelques personnes comme deux hommes distincts, l'un intérieur, l'autre extérieur, et la beauté de cet homme intérieur se révèle quelquefois à travers l'enveloppe extérieure qui le recouvre, surtout sous le coup d'une vive émotion.

Qui n'a observé cette transformation de la figure humaine dans de certains moments, où une sorte de rayonnement donne aux traits un éclat, une harmonie, un charme qu'ils n'ont point d'habitude ?

On connaît l'admiration inspirée par Mme Roland, dont les traits cependant étaient loin d'avoir une beauté exceptionnelle. Elle a décrit elle-même en quoi consistait l'attrait de sa figure : « Ma personne, dit-elle, est difficile à saisir, parce que j'ai plus d'expression que de traits. Ma physionomie s'anime en raison de l'intérêt qu'on m'inspire. De même que mon esprit brille dans la conversation en proportion de l'esprit de ceux avec lesquels je cause. »

Qui n'a pas eu l'occasion d'observer comment se transfigure le visage d'un grand orateur ou d'un grand artiste au moment où il exécute les chefs-d'œuvre de Beethoven ou de Mozart.

On s'est étrangement trompé, lorsque l'on a voulu donner comme types immuables de la beauté certains chefs-d'œuvre de l'art antique ou moderne; ainsi on retrouve à peu près le même type dans toutes les têtes des tableaux de Raphaël, qui présentent généralement un beau front bien uni, un long nez remarquable par la largeur du dos, une lèvre supérieure avancée, mais ces traits réguliers ne constituent pas à elles seules la beauté de ces têtes. Combien d'artistes ont cherché de nos jours à reproduire les formes du visage que Raphaël préférait, et n'ont point pu cependant rappeler, même de loin, la perfection de ses chefs-d'œuvre. Ces artistes avaient oublié que les belles proportions du corps, les formes régulières du visage, ne sont rien sans l'expression qui constitue surtout la beauté dans le domaine de l'art comme dans le monde. Lavater observe à propos d'un portrait de Georgienne, d'une admirable régularité, que ce genre de figure froid, comme pétrifié, si elle plaît un moment devient bien vite fatigante par le manque d'expression.

En distinguant comme Lavater, dans la beauté, la forme et l'expression, l'on peut dire que la beauté des formes dépend surtout de l'hérédité, mais qu'un visage étant donné par la naissance beau ou laid, il n'est pas de forme humaine, si disgraciée qu'elle soit par la nature, que l'expression d'un sentiment délicat ou élevé ne puisse embellir, et par contre, le plus beau visage peut bien vite être enlaidi par la bassesse des sentiments.

Souvent même l'expression d'un visage sera d'autant plus pénétrante qu'elle luttera avec une forme plus ingrate. L'amabilité, la bonté, l'esprit, rendent souvent la figure d'une vieille femme plus attrayante que les plus frais minois. N'entend-on pas dire souvent : cette femme est laide et cependant sa physionomie plait. « Par la grâce plus belle encore que la beauté. » La bonne humeur, l'envie d'obliger vous séduisent quelquefois dans des traits de pauvres gens ayant des traits de Caliban.

Ainsi, d'après Lavater, la vraie beauté consisterait plutôt dans l'expression que dans la forme. Mais chacun peut modifier cette expression à son avantage. Aussi doit-on, ce semble, étudier avec un vif intérêt la partie de l'ouvrage de Lavater où il expose d'une manière si saisissante les causes qui dégradent les traits de l'homme, et les moyens dont nous pouvons user pour embellir nos traits et leur expression. Cette étude est de nature à intéresser presque tout le monde. Quel est celui qui ne tient pas à plaire au moins à ceux qui, dans le sein de sa famille, sont l'objet de ses soins et de ses affections ?

Edmond CHEVRIER.

LE DOCTEUR GALL

Ou la phrénologie considérée surtout comme un système psychologique pour l'analyse et la classification des instincts, penchants et facultés de l'homme.

I.

Un médecin célèbre, le docteur Lelut, a publié un livre intitulé : *Qu'est-ce que la phrénologie?* où il prétend que la phrénologie n'est autre chose qu'un système de psychologie meilleur que tous les autres. Tout en rejetant l'organologie ou la localisation de chacune de nos facultés dans certaines parties du cerveau, le docteur Lelut attribue à Gall l'honneur d'avoir découvert la meilleure analyse et classification des instincts, penchants et facultés de l'homme.

Nous nous rappellerons toute notre vie la profonde impression que nous éprouvâmes, lorsque nous entendîmes, en 1836, Broussais exposer cette psychologie si conforme au simple bon sens et au langage vulgaire. Nous sortions du collége où nous avions eu l'esprit fatigué par de subtiles dissertations sur le moi et le non moi, sur la sensation, la cognition, la perception, etc., etc. Le système de Gall opéra en notre esprit une véritable révolution, et dissipa notre dégoût pour les études psychologiques.

Notre admiration pour ce système nouveau nous rendit d'abord injuste pour les travaux d'autres philosophes. Mais des études plus approfondies nous firent reconnaître que bien loin d'être incompatible avec les autres systèmes psychologiques la doctrine de Gall peut se concilier avec eux.

La philosophie écossaise est arrivée à peu près au même résultat que le docteur Gall, mais par une autre voie. Cette école philosophique dite école du sens commun, passant en revue toutes les impulsions qui déterminent la volonté et la pensée humaine, a distingué presque tous les phénomènes instinctifs, affectifs et intellectuels que Gall a analysés et localisés dans le cerveau, depuis les fonctions les plus basses de la vie animale, jusqu'aux actes intellectuels les plus sublimes.

Renonçant à toutes ces dissertations subtiles sur la sensation perception, qui n'étaient le plus souvent que des querelles de mots, les Ecossais tirèrent parti de toutes les notions répandues chez le commun des hommes, notions que ne peuvent ébranler ni modifier les arguties des métaphysiciens. Recherchant tous les faits psychologiques exprimés par des mots existant dans toutes les langues, ils firent un inventaire à peu près complet de tous les faits psychologiques. Mais la nomenclature de Gall nous semble supérieure surtout par la netteté et la simplicité qui la rendent accessible à tous les esprits (1).

Avant Gall, on n'avait étudié pour ainsi dire que les facultés générales de l'âme; ainsi la volonté et l'entendement, et leurs diverses modifications, qui sont pour la

(1) Ceux qui voudront savoir la part qui revient aux Ecossais et à Gall dans ce progrès important de cette branche des connaissances humaines, n'ont qu'à consulter l'ouvrage d'Ad. Garnier : *Phrénologie et psychologie comparées*, écrit judicieux, et qui n'a pas eu le succès qu'il méritait, précisément parce qu'il ne satisfaisait les prétentions exclusives d'aucune école.

volonté le désir ou l'amour, le choix ou le libre arbitre, et pour l'entendement la perception, la comparaison, le jugement, la sensation, l'attention, l'imagination et la mémoire, nous semblent communes à la volonté et à l'entendement.

Chaque philosophe se croyait obligé de donner une nouvelle analyse de ces deux facultés fondamentales, et d'inventer des termes nouveaux qui ne faisaient qu'embrouiller la question.

Au lieu de créer de nouvelles abstractions, le docteur Gall chercha à découvrir une classification des facultés de l'homme, en observant la volonté et l'entendement non plus en eux-mêmes et dans leur essence intime, mais dans leur application aux divers objets ou mobiles de l'activité humaine.

En suivant cette voie nouvelle, Gall ne faisait que se conformer au sens commun et à l'usage de tous les hommes dans la vie ordinaire. En effet, lorsqu'on demande dans le train ordinaire de la vie, quelles sont les facultés ou aptitudes d'une personne, on ne vous répond point en vous parlant de la manière dont se comportent chez cet homme la sensation, la perception, la comparaison, l'imagination, qui ne sont que des abstractions ou des manières d'être de nos facultés primordiales qui se distinguent et se désignent selon la nature de l'objet auquel elles s'appliquent. Un père de famille interrogé sur ses enfants, répondra : Celui-ci a un caractère très-doux, celui-là est batailleur; l'un est bon dessinateur, l'autre bon musicien, etc. De même quand on parle d'un homme de talent ou de génie, on ne dit pas que chez lui l'attention, la comparaison, etc., ou autres facultés générales sont développées, on dit : C'est un bon poëte, il a une aptitude étonnante pour les langues ou pour les constructions, etc.

Cette méthode suivie instinctivement par le bon sens populaire pour distinguer et désigner les penchants et aptitudes qui caractérisent un individu, parut à Gall la meilleure voie à suivre pour arriver scientifiquement à une connaissance exacte et à une nomenclature précise des facultés de l'homme.

Il y a beaucoup d'analogie entre la méthode suivie par Gall, pour classer nos penchants et facultés, et la méthode que Jussieu employa pour classer les plantes *par familles naturelles*. Au lieu de ranger les plantes comme ses devanciers, dans des cadres purement arbitraires, fondés sur des abstractions, Jussieu rapprocha toutes les plantes ayant les mêmes caractères et les désigna par un nom commun et significatif. De même Gall rapprocha tous les faits psychologiques, résultat de l'observation des actes et paroles humaines, et attribua à l'âme une puissance ou faculté distincte pour chaque ordre bien distinct des faits moraux. Il désigna par des noms distincts chacun des modes divers de l'activité, de la volonté et de l'entendement, selon l'objet auquel s'applique cette activité. Ainsi l'amour des enfants, l'amour de la propriété, l'amour des combats, l'amour ou le goût du calcul des nombres, l'aptitude au dessin, à la construction, le sens musical.

Ce système, d'après lequel on distingue nos facultés par la diversité des objets sur lesquels elles s'exercent, peut très-bien se concilier avec d'autres systèmes psychologiques. Ainsi, en ce qui concerne l'antique distinction de la volonté et de l'entendement, Gall observe que ce sont des attributs communs à tout ce qu'il appelle forces primitives ou facultés fondamentales. L'avare *veut* acquérir de l'or. Le soldat *veut* tuer son ennemi. L'artiste *veut* dessiner. Le mathématicien a son *entendement* dirigé sur l'étude des nombres. Le philosophe cherche à *comprendre* les causes premières.

Il en est de même de toutes les modifications de la volonté et de l'entendement. L'attention, la perception, la comparaison, etc., seront également en activité chez le musicien, le linguiste, le mécanicien, etc. D'un autre côté, le désir, le choix et autres manifestations de la volonté se produiront à l'occasion de la mise en activité de chacun de nos penchants ou facultés ayant un objet ou mobile distinct.

II.

Le système de Gall pour la classification des penchants et facultés de l'homme, n'est bien compris que par celui qui étudie aussi sa méthode pour déterminer dans le cerveau ou le crâne quels sont les organes nécessaires pour la manifestation de chaque penchant ou faculté.

Pour les personnes qui ne voient dans la phrénologie qu'un système de psychologie, il est utile d'avoir quelques notions sur la manière dont Gall a localisé chacune de nos facultés dans une partie du cerveau. Le tableau, la carte pour ainsi dire de nos instincts, penchants et facultés fixe les idées et grave dans la mémoire la classification psychologique. La phrénologie ou cranioscopie peut donc être utile même uniquement comme moyen mnémotechnique.

Pour découvrir dans le cerveau la partie ou l'organe correspondant à chacun de nos penchants, Gall prit pour sujet de ses observations des individus chez lesquels il y avait prédominance de tel ou tel penchant. Par exemple l'amour du sexe ou la passion des combats, et il cherchait à reconnaître quelle était la conformation particulière du cerveau chez chacun de ces individus, et il trouvait ordinairement quelque partie saillante. Cette protubérance existait chez tous les individus ayant le même penchant.

Lorsque Gall découvrait sur la tête d'un individu une conformation peu ordinaire, une saillie ou une dépression, il cherchait à connaître par quelle aptitude ou penchant particulier se distinguait cette personne.

Mais le moyen qui fut le plus utile à Gall pour la localisation des facultés et penchants, fut le rapprochement de crânes ou de bustes d'hommes ayant eu tous une certaine faculté ou un certain penchant très-développés. Ainsi, lorsqu'il réunissait 20 ou 30 bustes de musiciens, 20 ou 30 crânes d'assassins, il apercevait presque de suite quel était le point de ressemblance entre les têtes de la même catégorie, et il considérait dès lors la partie qui était très-développée chez ces têtes comme l'organe du penchant ou de la faculté prédominante.

L'anatomie et la physiologie comparées de l'homme et des animaux facilitent aussi la découverte des fonctions de chacune des parties du cerveau.

Que l'on compare le front étroit, fuyant du bœuf, du singe, du chien, ces animaux les mieux organisés, avec le front large et proéminent de l'homme, et l'on verra chez ces animaux l'absence presque complète des organes qui correspondent chez l'homme à ses facultés supérieures. L'on verra distinctement où s'arrête l'organisation, comme les penchants communs à l'homme et aux animaux, et combien l'homme est supérieur à la bête, au physique comme au moral.

Tout en s'occupant de déterminer l'organe spécial à chacune de nos facultés, le phrénologiste ne doit jamais oublier qu'une faculté ou un organe isolé, quel que soit son développement, ne constitue pas à lui seul l'individualité que l'on observe, et que toute personnalité humaine est le résultat complexe de la combinaison de facultés nombreuses et d'organes très-divers.

C'est dans l'ensemble des organes d'une tête comme dans l'influence des facultés des unes sur les autres qu'il faut chercher ce qui caractérise telle ou telle personne.

Cette coëxistence des facultés et des organes les plus opposés explique les contradictions qu'on a observées de tout temps chez les hommes.

(Voir dans Gall des exemples étonnants de ces contradictions.)

Les phrénologistes, dans leur appréciation du degré d'énergie d'un organe cérébral, attribuent peut-être trop d'importance au volume de l'organe. Il faut tenir compte d'autres éléments, si on veut expliquer les différences si grandes sous le rapport des facultés entre des hommes ayant un égal volume de tête. Ainsi le plus ou moins de densité du cerveau a une grande influence sur le développement des facultés intellectuelles. Les anciens médecins avaient remarqué la prodigieuse densité du cerveau de plusieurs hommes célèbres, chez Pascal par exemple, Lallemand constate que le ramollissement du cerveau accompagne souvent la folie. La différence que l'âge apporte dans les facultés, la mémoire, tient à des modifications dans le degré de consistance de la pulpe cérébrale.

Il faut tenir compte non-seulement du volume et de la densité, mais encore du degré d'élasticité et de vitalité du cerveau. On ne peut expliquer autrement l'incapacité intellectuelle de quelques grands fronts, et les aptitudes surprenantes de quelques fronts étroits. La qualité de la fibre et du fluide nerveux doit donc être prise en considération.

L'état de l'estomac et des intestins exerce aussi une grande influence sur le cerveau. Un tempérament lymphatique empêchera un enfant d'atteindre les résultats que comporterait le développement de son front.

Cependant le développement de la circonvolution cérébrale reste la condition la plus importante pour la manifestation de chaque penchant ou faculté.

Comme on le voit, il n'est pas très-facile de discerner quelle est la signification de telle ou telle conformation cérébrale. Cette incertitude est la cause du discrédit et de l'abandon dans lequel est tombé la phrénologie; abandon injuste. Renonce-t-on à l'exercice de la médecine parce que les principes de cette science présentent de grandes difficultés et une grande incertitude dans leur application?

Pour étudier une tête, il faut d'abord la diviser en trois régions : 1° les parties postérieures et inférieures où siégent les instincts qui nous sont presque tous communs avec les animaux; 2° les parties antérieures, supérieures où sont placés les organes des facultés intellectuelles; 3° les parties supérieures postérieures de la tête où sont les organes de nos sentiments les plus élevés. Il faut commencer par examiner laquelle de ces trois régions prédomine, sans s'occuper d'abord d'aucun organe en particulier.

On peut contester l'existence de tel ou tel organe, différer d'avis sur le siége précis de chacun d'eux. Mais pour ce qui concerne les fonctions de ces trois grandes masses cérébrales, tous les phrénologistes sont d'accord et ils présentent à l'appui de leurs opinions une masse écrasante de faits.

III.

Il existe contre la phrénologie de grandes préventions

fondées sur les prétendues tendances de cette science vers le matérialisme et le fatalisme. Ces accusations sont injustes et proviennent d'un examen superficiel.

Qui oserait traiter de matérialiste celui qui affirme que l'âme a besoin du corps, et surtout de la tête, pour manifester au dehors ses pensées et sentiments. Celui qui oserait nier la dépendance étroite entre le physique et le moral de l'homme serait en contradiction avec le témoignage du sens commun. Mais pourquoi alors traiter de matérialiste celui qui soutient que chaque penchant ou faculté de l'âme a besoin, pour se manifester au dehors, d'un organe spécial. Dans l'une et l'autre thèse, n'y a-t-il pas une affirmation identique à savoir que le principe spirituel a besoin, pour agir dans la sphère du monde matériel, de se revêtir d'organes empruntés à ce monde matériel.

Bacon, philosophe spiritualiste et dont les écrits sont strictement conformes à l'enseignement du christianisme, ne dit-il pas : « Parmi les doctrines sur l'action réciproque et l'alliance du corps et de l'âme, aucune ne peut être plus nécessaire que celle qui a pour objet la détermination des siéges ou domiciles assignés aux diverses facultés de l'âme dans le corps. »

Quelques esprits timorés s'inquiètent en voyant ainsi Gall localiser dans un petit coin du cerveau le sentiment moral, le sentiment religieux. « S'il y a correspondance nécessaire, disent-ils, entre le développement de ces facultés supérieures de l'homme et une certaine conformation de sa tête, on peut en conclure que l'existence en nous du sentiment religieux, par exemple, ne dépend pas en nous du libre arbitre ou d'un mouvement spontané et volontaire, mais de notre organisation corporelle.

L'on peut répondre qu'il ne faut pas prendre l'effet pour

la cause. Si la tête de certains hommes présente un développement plus grand de l'organe religieux, ce développement provient du travail intérieur et libre de la volonté humaine, soit chez l'homme qui possède cette organisation, soit chez ses ancêtres. Les changements dans la forme de la tête ne font que traduire au dehors les modifications volontaires de l'âme de chaque homme.

Ce n'est donc point de l'état du corps que dépendent uniquement nos pensées et sentiments, mais c'est l'âme qui détermine le plus souvent l'état du corps et surtout du cerveau. Et l'on n'est pas matérialiste pour dire avec les phrénologistes que le développement volontaire d'un penchant ou d'une faculté de l'âme est toujours suivi d'une modification correspondante dans le corps qu'elle habite. Car c'est une preuve que l'âme gouverne le corps et le modèle à son image.

Le phrénologiste spiritualiste verra donc dans la conformation cérébrale particulière à l'homme la manifestation extérieure du développement intérieur des facultés de l'âme humaine. En comparant le front majestueux de l'homme avec le front déprimé des animaux, on reconnaîtra suivant les expressions de Gall (VI, 469), *que les organes des facultés supérieures manquent chez les bêtes, parce que ces facultés ne leur appartiennent point.* »

Ce n'est donc point un argument sans valeur contre ceux qui nient l'existence distincte du sentiment religieux et du sens moral chez l'homme que l'existence dans son cerveau d'organes distincts correspondants à ces facultés supérieures qui sont le caractère distinctif qui sépare l'homme des animaux.

La phrénologie ne mérite donc point l'antipathie que lui ont vouée certain philosophes spiritualistes. Cette science nouvelle pourrait au contraire leur être très-utile, si au lieu de nier sans examen des faits qu'il s'agit simplement de constater, on cherchait à les interpréter. Toutes les vérités, à quelque science qu'elles appartiennent, doivent se prêter un mutuel concours.

En ce qui concerne le reproche fait à la phrénologie d'être en contradiction avec le principe de la liberté morale, on peut répondre en appliquant aux organes cérébraux de nos penchants et facultés ce que l'on disait au moyen-âge de l'influence des astres : *inclinant, non cogunt*. Notre organisation cérébrale, que nous tenons en grande partie de nos parents, nous dispose à tel ou tel vice, mais ne nous contraint point. Grâce au libre arbitre, grâce à une bonne éducation, à de bons principes, l'homme peut résister à l'influence des organes de son cerveau. Avec un cervelet très-développé, c'est-à-dire avec le penchant à la débauche, il peut vivre chaste, surtout en fuyant les occasions d'être tenté. Avec des dispositions innées aux querelles, on peut vivre en paix avec tous, en évitant les occasions de disputes ; mais on peut aussi ne point profiter des heureuses dispositions qu'on a reçues en naissant et s'empirer physiquement et moralement au lieu de s'améliorer.

Les organes de nos penchants et facultés ne sont que des instruments que nous pouvons développer, anihiler, ou réduire à de justes proportions par un sage emploi de notre libre arbitre. Se contraindre, se vaincre soi-même, c'est là le grand travail qui doit occuper notre vie entière. *Vita certamen.*

IV.

Essayons de dresser, d'après les écrits de Gall et de ses

disciples, un tableau général des instincts, penchants, sentiments et facultés de l'homme.

Pour établir cette nomenclature, nous avons légèrement modifié les vues et les dénominations de Gall. Ces dénominations restent très-imparfaites, surtout pour les penchants ou facultés d'un caractère mixte, qui appartiennent aux sentiments comme aux facultés intellectuelles, par exemple la religiosité.

Ad. Garnier, dans son ouvrage sur la *Phrénologie et la Psychologie comparées*, met en regard la classification du docteur Gall et celle des philosophes écossais. Il y a concordance le plus souvent entre ces deux classifications. Quoique Gall ne connût pas les travaux des Ecossais, ni les Ecossais ceux de Gall, il est arrivé pour cette classification la même chose que pour le calcul différentiel et intégral, découvert en même temps en Angleterre et en Allemagne.

La classification de Gall nous semble d'ailleurs bien supérieure à cause de sa précision et parce qu'elle détermine l'importance relative de chacune des facultés. Il ne faut pas cependant l'accepter comme définitive, et elle subira probablement encore plusieurs modifications, par suite des progrès de la science.

Classification des instincts, penchants, sentiments et facultés de l'homme (1).

Instincts et penchants communs à l'homme et aux animaux.	1° Alimentivité. 2° Amour physique. 3° Amour des enfants. 4° Affectionivité, amitié. 5° Instinct de sa propre défense. 6° Destructivité. 7° Ruse, secrétivité. 8° Sentiment de la propriété, vol.
Sentiments d'un ordre inférieur.	9° Amour de soi, de la domination, orgueil. 10° Amour du monde, de l'approbation, vanité. 11° Fermeté, constance. 12° Circonspection, prudence.
Facultés intellectuelles réceptives.	13° Mémoire des mots, des langues. 14° Mémoire des choses, des faits. 15° Mémoire des lieux, sens de la forme. 16° Mémoire des couleurs. 17° Sens des nombres. 18° Constructivité, mécanique, dessin. 19° Sens musical, ton, mesure. 20° Mimique, faculté d'imiter.

(1) Pour garder dans sa mémoire un souvenir bien net de cette classification et pour se rendre compte de l'ensemble et des détails, il faut, en parcourant ce tableau des penchants et facultés de l'homme, avoir sous les yeux une tête dessinée ou sculptée, où ces penchants et facultés sont localisés ou ordonnés d'après le système de Gall.

Facultés intellectuelles réflectives.	21° Esprit poétique, idéalité. 22° Esprit de saillie, gaieté. 23° Sagacité comparative, jugement. 24° Causalité.
Sentiments d'un ordre supérieur.	25° Sens moral, conscience. 26° Bienveillance, bonté, amour du prochain. 27° Merveillosité. 28° Religiosité, amour de Dieu.

L'énoncé de ce tableau suggérera tout d'abord une importante observation.

Les facultés et leurs organes tendent à former des groupes distincts. Lorsque des penchants ou facultés se prêtent secours mutuellement ou ont quelques analogies, leurs organes sont placés les uns près des autres. Ainsi l'on aperçoit de suite sur une tête portant le tableau des facultés et de leurs organes, d'après la classification phrénologique, trois ou quatre groupes principaux :

1° Les instincts qui nous sont communs avec les animaux;

2° Le sentiment d'un ordre supérieur, mais propre à l'humanité ;

3° Les facultés intellectuelles réceptives;

4° Les facultés intellectuelles réflectives;

5° Les sentiments d'un ordre supérieur qui forment le caractère distinctif de l'homme, parce qu'ils le mettent en rapport avec le monde spirituel et avec Dieu.

Si l'on entre dans le détail, l'on verra rapprochés l'amour physique et l'amour des enfants;

La combativité et la destructivité;

La mémoire des mots et la mémoire des faits.

La sagacité comparative et la causalité.

On peut aussi observer dans les facultés intellectuelles deux divisions bien distinctes :

1° Les facultés réceptives dont les organes sont placés dans la partie inférieure du front, mémoire des mots, des faits, des lieux, des couleurs.

2° Les facultés réflectives, dont les organes sont situés dans la partie supérieure du front, causalité, sagacité comparative, etc.

Les anciens avaient reconnu ce fait. Ils donnaient aux statues des philosophes, des orateurs, des fronts plus hauts qu'aux gladiateurs. Quelle différence entre la tête de Bacchus et celle de Jupiter Capitolin !

Les facultés réceptives ont pour objet la connaissance des faits, des mots, des choses extérieures ; elles sont très-développées chez les enfants, les jeunes gens qui doivent surtout s'occuper à cet âge de l'acquisition de notions de toute espèce. Généralement les hommes qui ont la partie inférieure du front très-saillante ont plus de disposition pour les arts, ainsi les gens du midi. Les hommes du nord, qui ont ordinairement le haut du front plus élevé, sont plus disposés à la réflexion, ont plus de jugement.

Les facultés, dont les organes sont placés au haut du front, fournissent à l'homme des motifs de détermination d'un ordre supérieur. Cette expansion du cerveau dans la partie supérieure est une condition essentielle pour que l'homme puisse jouir à un haut degré de l'activité, de la liberté et de la raison.

Si nous considérons la distribution des organes cérébraux sur une tête portant leurs noms, nous verrons qu'à la partie postérieure latérale sont réunis tous les organes de la vie sensuelle et animale. Là siégent tous les instincts et penchants qui forment cette partie de notre être qui nous est commune avec les animaux ; les hommes chez lesquels domine cette partie ne sont guère dissemblables des bêtes.

Mais si nous continuons à parcourir cette carte de nos organes, nous arriverons aux limites indécises entre l'animalité et l'humanité. Ainsi parmi les facultés réceptives intellectuelles qui sont à la partie antérieure latérale de la tête nous en trouverons plusieurs qui sont très-développées chez les bêtes. Ainsi la mémoire des lieux, etc.

Le point où finit l'animal se trouve à la partie supérieure de la tête, où sont les organes de la causalité du jugement, les organes des facultés qui nous mettent en rapport avec le monde spirituel et avec Dieu, les organes de la bienveillance, du sens moral.

En arrière de ce groupe supérieur, remarquons aussi l'ensemble formé par les organes de l'amour de soi, de l'amour de l'approbation, de la fermeté, de la circonspection, facultés dont l'ensemble correspond exactement à ce que les théologiens appellent amour-propre.

Les phrénologistes devront donc s'occuper avant tout de cette influence réciproque des organes les uns sur les autres. C'est le meilleur moyen de répondre à leurs adversaires et de rendre les démonstrations de leur science intéressantes.

En étudiant ces organes dans leur ensemble, on découvrira les lois suivant lesquelles ils se complètent, se *modèrent* ou *s'excitent* les uns les autres. Ainsi, pour qu'un homme soit réellement supérieur, il faut le développement simultané d'un certain nombre d'organes qui, en concordant vers le même but, produisent des résultats exceptionnels. Ainsi pour être réellement un homme de génie, il faudra posséder non seulement les facultés intellectuelles réceptives et réflectives, mais encore des sentiments très-actifs pour mettre en action ces forces intellectuelles. Combien d'hommes éminents par l'intelligence la laissent inactive, faute de mobile d'impulsion.

Porta plaçait dans la partie postérieure du cerveau l'*énergie*. Porta avait pressenti ce fait, que les organes postérieurs latéraux du cerveau donnent l'impulsion aux organes antérieurs. Ainsi l'amour de la femme, des enfants, des parents, des amis, de la patrie, l'orgueil, la vanité, le désir d'acquérir la propriété excitent l'homme à tirer le meilleur parti de ses aptitudes, de ses connaissances, de ses talents, etc. L'activité intellectuelle provient de l'énergie du sentiment. « Les grandes pensées viennent des sens, » disait Vauvenargues.

Lorsqu'on examine attentivement chez un homme bien organisé l'ensemble des organes du cerveau, et le tableau des facultés de l'âme qui correspondent à ces organes, l'on est frappé de l'ordre admirable qui règne dans l'arrangement et la subordination de ces facultés et de leurs organes, « et l'on ne peut s'empêcher, dit Gall, de reconnaître la main de Dieu dans cet arrangement. »

Pour bien se convaincre de la supériorité du système de Gall sur les autres classifications psychologiques, il faudrait étudier dans le détail l'histoire de chaque faculté et de son organe. Nous avions rédigé cette étude détaillée, mais le cadre restreint de cet essai ne comporte point l'insertion de ce travail. Il est facile d'ailleurs de voir cette analyse dans les écrits de Gall et de ses disciples.

C'est en s'occupant ainsi isolément de chacun de nos penchants que l'on se rend compte de la meilleure direction à donner à chacune de nos facultés, et par suite de la meilleure hygiène pour chacun des organes du cerveau. Si les moralistes s'occupaient avec soin de cette étude, au lieu de rester dans des généralités peu accessibles au vulgaire, ils feraient comprendre à tous combien il importe de contenir dans de justes limites le développement de nos penchants inférieurs en les subordonnant toujours à ces penchants d'un ordre supérieur qui constituent le caractère distinctif de l'humanité.

Il serait facile de compléter les travaux de Gall et des Ecossais par des emprunts aux philosophes de l'antiquité pour arriver à une classification aussi satisfaisante que possible de nos penchants et facultés.

Ainsi, pour les dénominations multiples de chaque penchant ou faculté, on pourrait utiliser le tableau des vices et vertus, par Aristote. Suivant ce philosophe, la vertu est un certain milieu entre deux vices ou deux extrêmes opposés, péchant l'un par excès, l'autre par défaut, *in medio stat virtus.* Dans le tableau ou énumération qu'il a établi d'après ce principe, Aristote, dans deux colonnes perpendiculaires à droite et à gauche, place d'un côté les vices par excès et de l'autre côté les vices par défaut, et dans une colonne intermédiaire il met la vertu qui est le milieu entre ces deux extrêmes. Ainsi entre la témérité et la lâcheté se trouve placé au milieu le courage.

Pour la dénomination de chacun des penchants ou organes d'après le système de Gall, on pourrait dresser un tableau analogue. On placerait dans le milieu le nom qui désignerait le développement régulier légitime d'un sentiment ou d'une faculté, et des deux côtés les noms désignant les aliénations en sens opposé du même penchant.

Voici quelques exemples de la manière dont on pourrait établir ces dénominations :

Témérité, Courage, Lâcheté.
Combativité,
Prodigualité, Libéralité, Avarice.
Sentiment de la propriété,
Insolence, Magnanimité, Bassesse d'âme.
Estime de soi,
Sentiment d'honneur.

Un tableau semblable serait une heureuse confirmation de l'hygiène morale qui tient le milieu entre le libre essor des passions et la compression exagérée de nos penchants.

Au point de vue de la morale pratique, la nomenclature de Gall présente de nombreux avantages. Pour apprendre à bien diriger ses semblables, par exemple quand on s'occupe d'éducation, il importe de bien connaître les aptitudes, les inclinations des hommes, des enfants. Une bonne classification des facultés de l'homme peut vous aider singulièrement si vous voulez vous rendre compte de ce qui caratérise chacun de ceux avec lesquels vous êtes en rapport. Dire de quelqu'un qu'il a de la mémoire, de l'imagination, de l'activité, ne suffit point. Il faut encore savoir à quel objet s'appliquent ces facultés générales. C'est à quoi vous servira la méthode du docteur Gall.

Mais cette méthode vous sera surtout utile si vous voulez vous connaître vous-même. Toutes les dissertations sur la sensation, la perception, etc., peuvent être fort ingénieuses, mais sont peu utiles. Prenez au contraire la liste des penchants et facultés du docteur Gall, et examinez avec soin ce que chacun de ces penchants était en vous par nature, ce qu'il est devenu par l'éducation ou par vos efforts pour le développer ou le diminuer. Faites ce travail consciencieusement et vous aurez fait un pas considérable dans la connaissance de vous-même, qui est le but de la vraie philosophie.

EDMNOND CHEVRIER.

Bourg, imp. Milliet-Bottier.

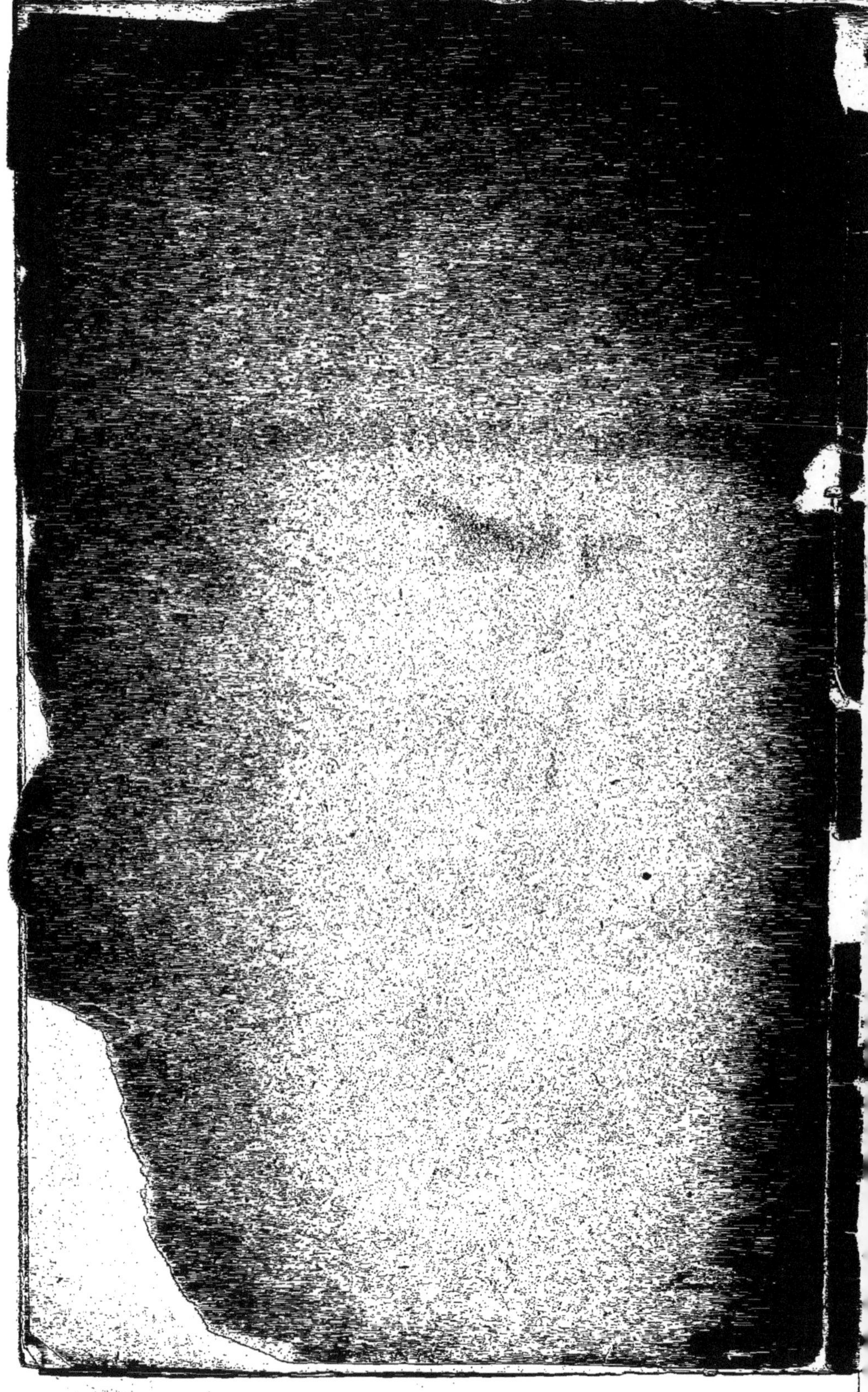

www.ingramcontent.com/pod-product-compliance
Ingram Content Group UK Ltd.
Pitfield, Milton Keynes, MK11 3LW, UK
UKHW021018200726
13857UKWH00004B/1487